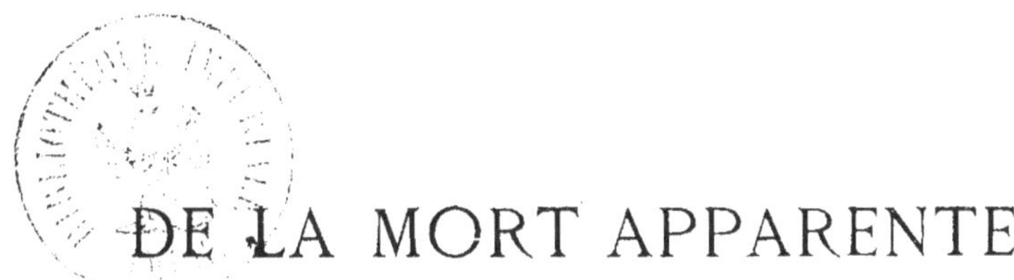

DE LA MORT APPARENTE

ET

DES MOYENS DE LA RECONNAITRE.

DE

LA MORT APPARENTE

ET DES

MOYENS DE LA RECONNAITRE

PAR

Le Dr Paul LEVASSEUR.

Chirurgien des Asiles d'aliénés de la Seine-Intérieure,
Chirurgien adjoint à l'Hôtel-Dieu,
Membre de la Société de Médecine de Rouen, etc.

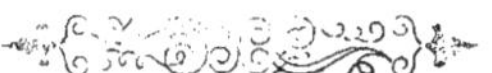

(DEUXIÈME MÉMOIRE.)

ROUEN.

IMPRIMERIE DE E. CAGNIARD,

Rues de l'Impératrice, 88, et des Basnage, 5.

1868.

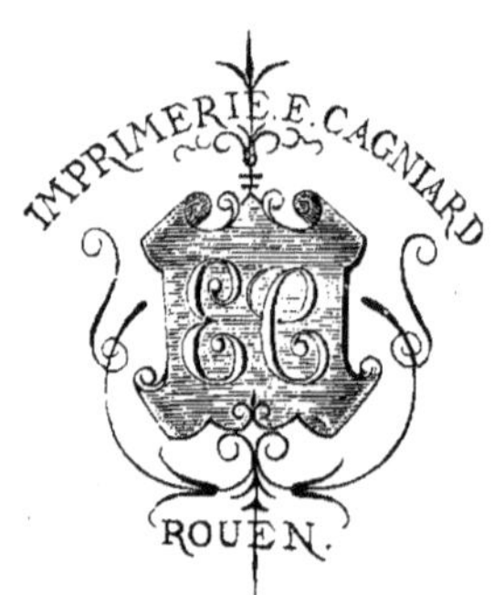
IMPRIMERIE E. CAGNIARD
ROUEN.

DE LA

MORT APPARENTE

ET DES

MOYENS DE LA RECONNAITRE.

Dans un précédent mémoire (1), après une étude sérieuse de tout ce qui a trait à cette question, j'ai pu avan-
cer que les faits de mort apparente étaient le plus ordinairement des faits de catalepsie. Pour se convaincre de cette
vérité, il suffit de parcourir les observations qui en ont été
publiées, et l'on verra sans peine qu'elles se réfèrent toutés
au groupe pathologique que, dans la science, on désigne
sous ce nom. De plus, j'ai démontré par des expériences
comparées, que le maintien de la vie pouvait toujours être
affirmé, dans la catalepsie, au moyen d'un épreuve physique, qui distingue sûrement celle-ci de la mort réelle :
Enfin j'ai prouvé par des expérimentations nombreuses,
pratiquées aux limites extrêmes de la vie, que mon procédé
était applicable dans tous les cas de mort, et devait lever
toutes les appréhensions relatives à la mort apparente, s'il

(1) *De la mort apparente et des moyens de la reconnaître*.....
Rouen, 1867.....

était employé d'une manière générale pour la constatation des décès :

Je dois rappeler ici mes conclusions ; j'ai dit, en me résumant :

« La vie s'accuse, dans l'ordre organique, par la circu-
« lation du sang dans les capillaires. »

« La possibilité d'amener ce liquide en dehors des vais-
« seaux, établit la preuve matérielle certaine de la vie ; la
« disposition contraire révèle, avec non moins d'assu-
« rance, la présence de la mort. »

Je n'ai pas besoin d'insister pour justifier mes affirma-
tions ; il me faudrait répéter tout ce que j'ai dit ailleurs pour faire voir que la science et les faits concourent à en établir toute l'exactitude ; scientifiquement elles sont irré-cusables ; les observations que je me propose de publier en seront la confirmation expérimentale.

Pour tous, il est bien acquis aujourd'hui que la circula-tion du sang, dans l'organisme, représente la condition vi-tale par excellence ; et pour ceux qui se sont occupés spé-cialement de ces recherches, il n'est pas douteux que la circulation capillaire n'en soit l'expression la plus parfaite ; pour tous, il est bien avéré encore que les manifestations vitales peuvent s'abaisser au centre jusqu'à n'être plus ap-préciables avec nos moyens actuels de diagnostic, bien que l'économie reste en possession de la vie. Des expériences très éloquentes ont prouvé même que la vie pouvait conti-nuer de s'exercer en dehors de toute action du cœur. En effet, notre illustre physiologiste, **M.** Claude Bernard, a pu lier l'aorte et pratiquer l'ablation du cœur sur des gre-

, nouilles, sans amener instantanément la mort. Les animaux sacrifiés ne succombaient quelquefois que cinq ou six heures après l'opération. Evidemment, durant tout ce temps, la vie était entretenue chez eux par une activité nouvelle qui apportait au sang, dans les vaisseaux mêmes, des éléments réparateurs, puisque la voie normale n'existait plus. De ces expériences, pratiquées avec succès sur des batraciens, on ne peut pas inférer qu'il en sera de même chez les animaux supérieurs, et encore moins chez l'homme. Tout au contraire, les expériences que M. Claude Bernard a faites, à ce propos, dans la série animale, lui ont montré qu'on ne pouvait toucher au cœur des oiseaux par exemple, sans déterminer la mort. On sait qu'il en est ainsi chez l'homme... Quoiqu'il en soit, il est permis de conclure de ces brillantes recherches, que, dans certaines conditions pathologiques, la vie est susceptible de s'entretenir par des ressources autres que celles qui lui viennent, dans l'état normal, par le cœur et les poumons. La physiologie nous enseigne d'ailleurs que l'enveloppe tégumentaire, au point de vue des grandes fonctions vitales, a une action analogue à celle des poumons, et que dans certains cas, l'hématose se fait en partie par la peau. Quand la vie est compromise par l'affaiblissement extrême de la circulation et de la respiration, la peau devient un auxiliaire puissant qui peut conserver la vie, pendant un temps donné, en procurant au sang des éléments de régénération par une sorte d'hématose générale qui a son siége dans les capillaires. Il n'y a là rien que de très naturel ; il s'agit tout simplement d'un déplacement d'activité qui met en lumière les ressources de l'organisme. Tous les jours la même disposition s'observe pour les organes qui ont une action corrélative : chaque fois qu'un trouble grave envahit l'un d'eux, une puissance nouvelle s'empare de son congénère, et lui communique une activité fonctionnelle qu'il ne connaissait pas auparavant. Quand cela s'observe à tout instant, à propos des fonctions inférieures, il n'y a rien d'étonnant que le même phénomène se rencontre alors qu'il s'agit des fonctions de l'ordre le plus-élevé, c'est-à-dire de la respiration et de la circulation, qui constituent les bases de la vie. La peau occupe par le fait un rang des plus élevés dans la production des phénomènes vitaux, puisqu'à un moment donné elle peut en être le dernier agent. Or, comme le cœur, elle nous doit son secret ; l'expérience que je propose est destinée à nous le révéler. Les observations qui suivent, en confirmant celles que j'ai publiées antérieurement, le prouveront suffisamment.

Comme je l'ai dit déjà, la catalepsie dans la plénitude de ses phénomènes, est excessivement rare ; toutefois, j'ai été assez heureux pour en rencontrer tout récemment un cas très remarquable, qui m'a permis de reproduire mes expériences, et de faire publiquement l'application de mon procédé. L'épreuve a été des plus concluantes, et les résultats n'ont laissé aucune hésitation dans l'esprit de ceux qui en ont été témoins. Les faits ont été consignés par un de nos internes les plus distingués, M. Fauvel ; je les résumerai aussi brièvement que possible.

La nommée B..., âgée de vingt-deux ans, d'une taille moyenne, d'un embonpoint ordinaire, mais lymphatique, entrée à l'Hôtel-Dieu de Rouen en janvier 1868, est atteinte

de chloroanémie, avec troubles nerveux des plus bizarres ;
elle présente à l'observation les phénomènes suivants : accidents hystériques, caractérisés par des spasmes et des
étouffements, sans convulsions toutefois ; accès fréquents
déterminant presque toujours la perte de la connaissance,
et ne laissant aucune trace dans le souvenir ; insensibilité
de la peau, excepté vers le ventre et le rachis : l'anesthésie
s'étend même jusqu'à la muqueuse des yeux et du pha-
rynx ; en fermant les paupières de la malade, ou seulement
en tenant, pendant quelques minutes, son regard fixé sur
un objet, on provoque des attaques qui se traduisent par
un assoupissement profond ; il suffit quelquefois de lui
en imposer l'ordre, pour la faire tomber dans cet état. Durant ses crises, elle reste immobile, la face décolorée, les
paupières closes. La respiration est si peu marquée, que
les mouvements du thorax la révèlent à peine ; les battements du cœur sont perceptibles pour une oreille exercée,
mais ils sont remarquables aussi par leur faiblesse et leur
lenteur. Son attitude et son facies surtout impressionnent
si vivement les malades placées près d'elle, que parfois
elles la croient réellement morte. Elle présente en effet l'as-
pect du cadavre, mais si on la soulève, elle suit aisément
l'impulsion qu'on lui donne, prend les poses les plus im-
possibles, et les garde sans effort pendant tout le temps
qu'on veut faire durer l'expérience.

« Dans une de nos séances, ajoute M. Fauvel, j'ai en-
« dormi la malade en présence de M. le docteur Levasseur;
« quand l'état cataleptique a été complet, j'ai appliqué une
« ventouse sur le creux épigastrique : la cloche étant en-
« levée, la peau a présenté en relief une belle ampoule

« bleuâtre ; l'afflux du sang n'y était pas douteux, et quel-
« ques incisions en ont fourni tout aussitôt la preuve évi-
« dente. L'expérience a été répétée plusieurs fois dans les
« mêmes conditions, et les résultats précis qu'elle a tou-
« jours donnés ne nous ont laissé aucun doute sur la va-
« leur du moyen indiqué par M. Levasseur pour consta-
« ter la présence de la vie. »

Cette observation est des plus probantes au point de vue
du diagnostic différentiel de la mort apparente et de la
mort réelle. La preuve a été faite à plusieurs reprises par
le jeune chirurgien qui nous en a fourni tous les détails ; et
pour lui comme pour tous ceux qui en ont été témoins, la
démonstration ne laissait rien à désirer.

La persistance de la vie ne saurait donc échapper dans
la catalepsie ; il me sera tout aussi facile de prouver la
même chose à propos de la syncope. Celle-ci, comme la
catalepsie, constitue un symptôme, un type si l'on veut,
auquel aboutissent les affections les plus disparates. Dans
la syncope complète, la sensibilité, la motilité, l'intelli-
gence, tout ce qui est de la vie de relation enfin, disparaît ;
les actes de la vie organique eux-mêmes subissent une atteinte profonde ; ainsi on observe le relâchement des
sphincters, la dilatation des pupilles, etc... (Toutefois ce
dernier fait a quelque chose de rassurant , car chez les
mourants, c'est le contraire qui a lieu habituellement ; la
pupille se contracte.) Malgré ces troubles généraux, malgré
cette perturbation si grande, il serait inexact de dire avec

Ph. Bérard : « Dans le cas de mort par syncope, il est bien
« difficile d'indiquer où la mort réelle succède à la mort
« apparente. » Déjà, les recherches de M. Bouchut ont
répondu à M. Bérard. Ce savant a prouvé, par des expériences non douteuses, que, dans la syncope que l'on dé-
termine chez les animaux, les battements du cœur ne
sont jamais complètement suspendus. Ces expériences, je
les ai répétées en présence des médecins et des internes
de Saint-Yon. Le célèbre aliéniste qui dirige cet établissement, M. le docteur Morel, son adjoint, M. le docteur
Delaporte, ont pu voir comme moi que tant que le cœur
bat chez les animaux que l'on sacrifie par pendaison ou
par submersion, on peut les rappeler à la vie, alors
même qu'ils présentent une insensibilité générale
avec résolution complète des membres et dilatation des
sphincters (phénomènes qui caractérisent la syncope),
mais que le contraire a lieu quand le cœur s'est arrêté depuis douze ou quinze secondes seulement. Avec moi, ces
messieurs ont pu voir encore que la circulation capillaire
se continue dans le premier cas, et qu'elle disparaît aussitôt que les battements du cœur sont suspendus.

La syncope qu'il m'a été donné d'observer a été des plus
complètes et des plus graves : tout d'abord il était bien impossible de savoir à quoi l'on avait affaire ; c'est la
terminaison seule de l'accident qui m'a renseigné ; voici le
fait :

Au mois de juin 1867, Mme P..., femme de cinquante
ans, habituellement bien portante, fut prise tout-à-coup de
douleurs vives à l'estomac, et tomba en quelques heures

dans une prostration alarmante : appelé en toute hâte auprès d'elle, je la trouvai à mon arrivée dans l'état suivant : anéantissement des forces avec perte de la parole ; refroidissement général, face grippée, extrémités froides et visqueuses comme chez les mourants. Pour me fixer, je n'avais que des renseignements tout-à-fait insuffisants. On me disait que la malade était ainsi depuis plusieurs heures, et qu'elle ne s'était plainte que de douleurs stomacales, avec des bruissements d'oreille. La petitesse du pouls, l'altération de la face, me faisaient craindre à tout instant de la voir succomber en faiblesse. Je la couchai étendue sur son lit, j'arrosai ses lèvres avec quelques gouttes d'un liquide cordial, et fis pratiquer des frictions sur tout le corps. Malgré mes soins, elle perdit bientôt connaissance, se raidit dans une sorte de convulsion, et s'affaissa comme inanimée. Pour juger son état, j'appliquai une ventouse sur le creux de l'estomac. Bien que la peau fut froide et décolorée, l'ampoule se dessina parfaitement sous la cloche, et les incisions, en laissant couler du sang, me prouvèrent jusqu'à l'évidence, ainsi qu'aux personnes qui m'entouraient, que la malade n'avait pas cessé de vivre. Je fis continuer les frictions, et bientôt, grâce à un effort de la nature, un changement subit s'opérait. L'estomac s'étant débarrassé en rejetant une certaine quantité de fruits mangés la veille, les accidents disparurent comme par enchantement : le retour à la connaissance suivit le vomissement ; et la guérison se produisit aussitôt instantanée et complète. Il s'agissait, comme on le voit, d'une syncope, provoquée par une indigestion, mais il aurait été bien difficile de se prononcer tout d'abord. Je n'ai nullement la prétention d'attribuer à la ventouse l'heureuse terminaison obtenue; j'ai fait dans ce cas ce que l'on appelle la médecine des symptômes, et il n'y en avait pas d'autres de possible; mais, en procédant de la sorte, j'ai acquis une preuve sérieuse, irrécusable, en faveur du procédé indiqué par moi pour arriver à établir une distinction sûre entre la mort réelle et la mort apparente.

En regard de ces deux observations, je dois placer quelques détails relatifs à la mort subite. Deux faits de ce genre se sont produits dans nos asiles. L'un a été observé par un de nos excellents internes, M. Bergonnier ; le second, par M. Doutrebante, l'interne lauréat de l'école de médecine de Tours, dont j'ai déjà pu apprécier tout le mérite, et que nous avons l'avantage de posséder aujourd'hui dans nos hôpitaux.

Dans le premier cas, M. Bergonnier s'est trouvé, sous le rapport du diagnostic, en présence de difficultés qui doivent se rencontrer bien souvent dans la pratique : demandé auprès d'un malade tombé en syncope, disait-on, il constate en arrivant tous les signes extérieurs de la mort ; mais en auscultant le cœur, il croit entendre quelques battements qui lui donnent à penser que la vie n'est pas éteinte. Pour s'en assurer, comme il connaissait parfaitement mes recherches, il appliqua successivement plusieurs ventouses, mais sans amener une goutte de sang. Cependant il ne pouvait admettre la mort, tant il croyait encore aux bruits du cœur. Je me trouvais précisément dans l'asile à ce moment,

et j'ai pu vérifier le fait par moi-même : Après une analyse
de tous les symptômes, après un examen des plus minu-
tieux de la région précordiale, nous avons pu, les internes
de l'établissement et moi, reconnaître que le cœur ne bat-
tait nullement , par conséquent que la mort était bien
réelle, partant, que le résultat négatif fourni par la ventouse, loin d'être en défaut, en avait au contraire révélé
tout haut la présence.

Dans le second cas, M. Doutrebante, qui m'a aidé de la
manière la plus intelligente dans mes recherches, et qui a
répété mes expériences dans les circonstances les plus di-
verses, voit mourir sous ses yeux une femme frappée d'a-
poplexie cérébrale. Il applique aussitôt une ventouse sur
l'épigastre : le vide des capillaires, démontré par la ventouse, lui prouve, sans restriction, la réalité de la mort.
L'auscultation du cœur et tous les essais qu'il a faits pour
s'assurer que la malade était bien morte, n'ont fait que
confirmer ses convictions sur la valeur absolue de son opération.

Enfin, il me reste à parler d'une observation qui me paraît mériter une attention toute spéciale : Les particulari-
tés qu'elle m'a présentées relativement à la mort par asphyxie ont, au point de vue du diagnostic de la mort, une
importance qui n'échappera à personne.

De tout temps, l'asphyxie a eu le privilége d'exercer la
sagacité des savants et des médecins légistes surtout; pour-
tant il serait bien difficile, aujourd'hui encore, d'en donner
une définition exacte. Le nom d'asphyxie constitue

lui-même une erreur, car si les artères éloignés du
centre circulatoire sont muettes, les gros vaisseaux et le
cœur surtout ne se renferment pas dans le même silence.
Les expériences de M. Bouchut ont mis ce fait hors de con-
testation. Aujourd'hui on ne dirait plus avec Ph. Bérard :
« L'asphyxie constitue un état intermédiaire entre la vie
« et la mort. » Ceci n'est, à mon sens, qu'une manière in-
génieuse de dire qu'on ne sait si le sujet est vivant ou
mort. La vérité est que dans l'asphyxie, comme dans la
syncope, la preuve de la vie peut s'établir par l'auscultation du cœur, et que la démonstration en est facile à faire
par la ventouse scarifiée. Les expériences de M. Bouchut et
les miennes ne laissent aucun doute sur ce point.

En parlant de l'asphyxie, M. Devergie a signalé la
persistance de la chaleur et l'absence de contracture, et il
en a fait avec raison deux signes caractérisant ce genre
de mort. De plus, il a ajouté que chez les noyés, la
peau était infiltrée, et que l'on pouvait s'en assurer,
en faisant çà et là des incisions qui « laisseront, dit-il,
suinter un liquide sanguinolent. » Et ce phénomène a été
considéré par lui comme propre aux noyés. Dans le fait
que j'ai eu sous les yeux, j'ai bien noté la chaleur persis-
tante et la résolution complète des membres du noyé ; mais
il n'en a pas été de même pour la seconde proposition de
M. Devergie. On en jugera par le simple exposé de mon
observation.

Un enfant de quatorze ans, tombé dans un immense
bassin, était resté une demi-heure sous l'eau : quand on
parvint à l'en retirer, il était encore chaud, et ne présentait

que des traces légères de cyanose; on le coucha sur un matelas, exposé au grand air, et l'on fit des frictions dans l'espoir de le ranimer. J'approuvai beaucoup ces dispositions à mon arrivée : on ne saurait en effet trop recommander de procéder ainsi en pareille circonstance; dans tous les cas de décès même, on devrait en agir ainsi. Au lieu de couvrir les sujets, au lieu de les envelopper complètement comme cela arrive le plus ordinairement, il faut les laisser en contact avec l'air. Comme je l'ai dit plus haut, la peau offre quelquefois une ressource *ultime*; on doit donc proscrire ces coutumes dangereuses qui font que l'on se hâte, dès-lors qu'on se croit en face de la mort, de fermer la bouche, et même d'obstruer les fosses nasales, en même temps qu'on recouvre tout le corps des décédés. On ne saurait trop s'élever contre de pareils usages; ils n'ont même pas l'excuse d'un bon sentiment, car le plus souvent ces soins sont donnés par des mains mercenaires, et ne sont que le fruit de la routine Au nom de la science, on doit protester jusqu'à ce qu'ils aient disparu; tout le monde comprendra le danger de ces manœuvres car elles ferment la seule voie qui reste ouverte à l'entretien et au retour de la vie, si la mort n'est qu'apparente.

Dans le cas qui nous occupe, la mort n'était pas douteuse; l'auscultation exacte du cœur m'en avait donné la certitude. Mais les personnes qui entouraient l'enfant, ne partageaient pas la même conviction. C'est alors que j'eus recours à mon procédé habituel. En appliquant des ventouses, je me proposais tout d'abord de contrôler les assertions de M. Devergie, et en second lieu, je voulais voir quelle impression cette épreuve ferait sur le public qui suivait avec avidité les détails de l'opération (1); le résultat a été on ne peut plus probant : malgré des scarifications profondes sur la région de l'estomac, je n'ai amené ni sang, ni liquide sanguinolent ; je n'ai rien obtenu sous l'éprouvette, et j'ai eu la satisfaction de voir que tous ceux qui étaient là se rendaient à l'évidence.

La proposition de M. Devergie ne s'était pas vérifiée : tout au contraire, j'ai noté çà et là sur le trajet de mes incisions des points noirâtres très petits, dus certainement à la formation de caillots microscopiques dans les capillaires de la peau. M. Bouchut, que je ne saurais trop remercier d'avoir bien voulu encourager mes recherches, a constaté la même disposition dans les artères et les veines rétiniennes. En examinant, après la mort, les yeux avec l'ophthalmoscope, ce savant a vu que l'artère était libre et que la veine présentait une colonne sanguine interrompue, c'est-à-dire des caillots alternant avec des vides. En d'autres termes, M. Bouchut a reconnu *de visu* dans les vaisseaux rétiniens, le fait que mes expérimentations ont mis au jour, en explorant les capillaires de la peau.

En terminant cette note, je n'ai plus que quelques mots à ajouter pour répondre aux objections qui m'ont été faites. On m'a dit :

« Si la peau est infiltrée, si les artères et les veines cu-

---

(1) Je n'avais pas mon appareil, mais un verre ordinaire dans lequel je brûlai quelques morceaux de papier le remplaça parfaitement.

« tanées sont divisées dans le cours de l'opération, il s'en
« écoulera un liquide qui trompera l'observateur. »

Cette objection se rapproche beaucoup de la proposition
de M. Devergie, mais elle a infiniment moins de valeur que
celle-ci (1). En effet il n'est pas aussi facile qu'on l'imagine
d'amener, après la mort, du sang ou un liquide quelconque
sous la ventouse ; pour moi, je n'ai jamais pu y parvenir
dans les nombreuses expériences que j'ai faites ; et j'ajoute
que ce résultat, fût-il obtenu, n'infirmerait en rien mes
propositions. Quand on réussirait à extraire, par exception,
un liquide sanguinolent, ce ne serait pas du sang qu'on
amènerait sous la cloche, ce serait du sérum, c'est-à-dire
un des éléments dissociés du sang, qui prouverait au besoin
la cessation de la vie, car la dissociation des éléments du
sang constitue la preuve matérielle la plus certaine de la
mort.

On m'a dit encore :

« Le refroidissement, la congélation modifieront les

(1) En regard de cette objection, qui est plus spécieuse que fon-
dée, on peut placer l'idée généralement admise qui consiste à
croire que la section de la peau doit donner quand même la preuve
de la vie en fournissant du sang si le sujet n'est pas mort ; cette
croyance comporte du moins une partie de la vérité. L'idée est
vraie en soi, c'est la démonstration seule qui est inexacte : si la vie
persiste, il y a en réalité du sang dans les vaisseaux ; mais dans le
cas de mort apparente, l'incision de la peau, ne suffit pas pour le
prouver. Il faut qu'une force nouvelle remplace la force vive dis-
parue ; l'impulsion du cœur ne se produisant plus, la ventouse seule
peut remplacer, par sa puissance physique, la force physiologique
qui fait défaut, et amener le sang à l'extérieur.

« conditions, et par suite les résultats de l'expérimenta-
« tion. »

Il me semble que mentionner cette objection c'est
presque y répondre. Il est évident que dans le cas de refroidissement général on fera bien de commencer par ré-
chauffer la peau avant de procéder à l'opération en cause ;
mais quand je me rappelle les résultats obtenus par moi
chez les cholériques, dans la période algide, je ne crois pas
qu'il soit indispensable de prendre cette précaution. La ré-
ponse est la même dans l'hypothèse d'une congélation générale. Et l'objection me paraît avoir encore moins
d'importance : c'est aux extrémités que les phénomènes
de congélation se produisent d'ordinaire, et admettre la
congélation générale de la peau, avec persistance de la vie,
me semble impossible : cela serait en contradiction avec
toutes les lois physiologiques; on sait que la mort survient
rapidement si, par un moyen quelconque on ferme complètement les pores de la peau, à plus forte raison s'ils sont
congelés. Or, je ne crois pas que le centre épigastrique,
que j'ai désigné pour être le siége de ces expériences,
puisse être ainsi atteint, sans que la mort ne soit inter-
venue.

Comme on le voit, la science et l'observation sont d'ac-
cord ici pour proclamer la valeur du procédé que j'ai indiqué dans le but de juger cette grave question de la mort
apparente. L'opération à faire est on ne peut plus simple :
Il n'est nécessaire, pour l'exécuter, ni d'être médecin, ni
d'avoir à sa disposition des instruments spéciaux ; un verre
ordinaire, dans lequel on brûle une feuille de papier, ou

que l'on trempe dans de l'eau bouillante, développe, aussitôt appliqué sur la peau, une large ampoule ; et deux ou trois incisions pratiquées sur cette ampoule, donnent, en réappliquant la ventouse, la preuve demandée. Chacun peut répéter cette expérience avec la même sûreté, et rendre la démonstration évidente aux yeux de tous.

Imp. E. Cagniard. Rouen.